NOTE STATISTIQUE

AU SUJET DE

L'INFLUENCE ÉTIOLOGIQUE DU TABAC

DANS LES MALADIES DES CENTRES NERVEUX

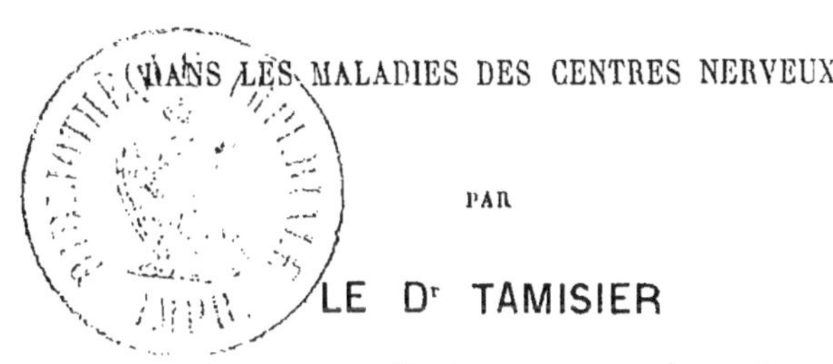

PAR

LE Dr TAMISIER

MÉDECIN MAJOR AU 1er RÉGIMENT DU TRAIN D'ARTILLERIE

POLIGNY

IMPRIMERIE DE G. MARESCHAL

1869

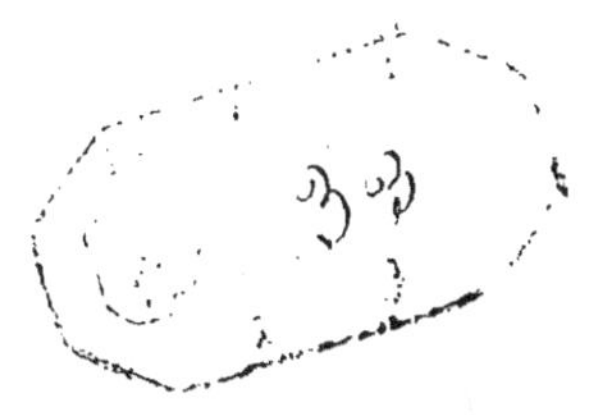

NOTE STATISTIQUE

AU SUJET DE

L'INFLUENCE ÉTIOLOGIQUE DU TABAC

DANS LES MALADIES DES CENTRES NERVEUX

De 1811 à 1814, la vente des tabacs rapportait au Trésor un bénéfice annuel de 25 millions à peu près; depuis, ce produit n'a fait qu'accroître, et en 1853, il s'est élevé à 100 millions.

Dans la séance du Corps législatif du 28 juillet dernier, M. de Lavenay, commissaire du Gouvernement, a donné un résumé intéressant du produit progressif actuel de l'impôt du tabac. Il compare deux périodes de six années pendant lesquelles le tabac n'a pas varié de prix, et il montre que dans la première, de 1853 à 1859, la moyenne de la progression annuelle était à peu près de six millions cinq cent mille francs, et que pour la deuxième, de 1860 à 1866, elle s'élève à huit millions cinq cent mille francs.

Cette consommation, à mes yeux, augmente dans une proportion réellement inquiétante pour la santé générale, et je crois du devoir du médecin de dévoiler les faits de sa pratique, capables de donner à réfléchir aux consommateurs, et peut-être de décider un jour des mesures générales restrictives (1).

L'usage du tabac a été alternativement attaqué et défendu. C'est à l'observation qu'il faut désormais s'adresser pour résoudre cette question, dont dépendra peut-être le maintien du niveau intellec-

(1) Une de ces mesures, facile à adopter, et qui serait déjà fort importante, consisterait à rendre, pour l'armée, au tabac de cantine, le prix de la vente ordinaire. La diminution du prix, en effet, y développe de plus en plus le goût du tabac qui devient, surtout quand le militaire est rendu à la vie civile, une habitude regrettable à tous les points de vue : pécuniaire, hygiénique et sociale.

tuel et physique de notre grand pays. Certes, beaucoup de fumeurs se portent bien, et l'on a à m'opposer, j'en conviens, un nombre considérable de faits paraissant prouver l'innocuité du tabac, et c'est là l'argument en sa faveur. Mais n'en est-il pas de même pour toutes les influences morbigènes qui réclament certaines prédispositions pour développer la maladie. On est allé jusqu'à prétendre que la privation du tabac est une cause d'apoplexie. C'est avec un douloureux étonnement que j'ai lu une pareille assertion. Il faut véritablement le courage d'un empirique pour oser, de sang-froid, donner le conseil à un homme, bien portant, d'ailleurs, de prendre une pareille habitude. Je proteste de toutes mes forces contre cette prescription qui, si elle était répandue dans nos campagnes, ne manquerait pas d'avoir les conséquences les plus désastreuses. Le tabac est un médicament comme toutes les solanées vireuses qui sont prescrites passagèrement contre des états morbides définis et d'après les règles d'une excessive prudence. On peut trouver son application thérapeutique, mais son usage passé à l'état d'habitude n'est souvent pas moins pernicieux que l'opium et le hachich, etc., dont les funestes effets sont connus de tout le monde. Le tabac est un médicament, et par suite : « une substance étrangère au régime de l'état de santé. »

Dans cette simple et courte note, je n'ai nullement la prétention de discuter les influences physiologiques du tabac sur l'économie humaine. J'ai voulu seulement, après avoir indiqué mon but, signaler des faits statistiques que j'ai eu l'idée de réunir depuis 1860, après avoir cru reconnaître dans le développement de certaines maladies des centres nerveux, la fréquente intervention étiologique du tabac, ou du moins, pour ne pas empiéter sur l'appréciation de ces faits, la fréquente coïncidence de son usage ou de son abus.

Sur cinquante-neuf affections graves des centres nerveux que j'ai observées depuis 1860, quarante-une existaient chez des fumeurs. Je n'ai pas fait entrer en ligne de compte l'usage du tabac à priser, dont l'influence pathogénique me semble moins considérable que celle du tabac à fumer. Les principes narcotico-âcres devant passer beaucoup plus facilement dans l'économie par les surfaces d'absorption si considérables des poumons, quant au moyen de la combustion, ils sont réduits à l'état de vapeurs.

Je dois faire observer que ces cinquante-neuf malades sont tous des hommes.

Voici, du reste, le relevé numérique des observations que je signale, relevé établi par genre de maladies et par catégories indiquant l'abus, le simple usage ou l'absence d'usage du tabac à fumer.

Maladies.	Abus.	Simple usage.	Pas d'usage.	Totaux.
Hémiplégies	9	2	4	15
Ramollissement cérébral . . .	»	1	3	4
Paraplégies	5	3	10	18
Ataxies locomotrices	14	5	1	20
Tremblement	1	»	»	1
Paralysie trémulante	1	»	»	1
	30	11	18	59
		59		

Je regrette de n'avoir pas entrepris ces recherches depuis plus longtemps, malgré cela il me semble que certains chiffres sont déjà très-significatifs.

Ainsi, sur vingt malades atteints d'ataxie locomotrice progressive, j'en ai rencontré quatorze qui faisaient abus du tabac, cinq un simple usage et un seul qui ne fumait pas. On sait que l'ataxie locomotrice est beaucoup plus fréquente chez l'homme que chez la femme; cette observation devient d'une grande importance quand on réfléchit que la femme ne fume pas. Ainsi, sur un grand nombre d'ataxiques que j'ai observés, tant aux Eaux de Bourbonne-les-Bains qu'ailleurs, je n'ai pas rencontré une femme atteinte de cette maladie.

Sur quinze hémiplégiques (congestions et hémorrhagies céré-brales), neuf fumaient beaucoup.

Les paraplégies n'offrent pas une proportion aussi considéra-ble de fumeurs; c'est qu'on se rappelle les nombreuses causes de cette maladie : le froid humide, les fièvres graves, le traumatisme, l'abus des plaisirs vénériens, etc.

Dans bien des circonstances, il m'a été donné, du reste, de constater de la manière la plus évidente, les fâcheuses consé-quences de l'influence des propriétés stupéfiantes et irritantes du tabac, qui devient trop souvent une passion contre laquelle tous les conseils échouent. Qu'on me permette donc d'ajouter aux chiffres qui font l'objet principal de ma note, un résumé de quel-ques-uns des faits sur lesquels j'étaie mon opinion.

J'ai donné mes soins à deux malades atteints d'amblyopie, qui ont vu cette affection disparaître avec la cessation de l'usage du tabac. Chaque fois qu'ils revenaient quelque temps à leur habi-tude, ils sentaient cet accident amaurotique renaître. J'ai appris que l'un d'eux avait perdu complètement la vue depuis que j'ai quitté son pays. J'ai la persuasion que son peu de docilité dans l'observation de ma prescription n'est pas étranger à la fatale issue de sa maladie. Il était revenu à son habitude, quand il s'était cru guéri, et lorsqu'il l'a de nouveau abandonnée, il était trop tard.

Un de mes amis intimes, qui a été grand fumeur, éprouve, de-puis quinze ans, un tremblement tel, qu'aujourd'hui il ne peut ni se raser, ni même écrire lorsqu'il a la mauvaise idée de reve-nir à sa vieille habitude de fumer, qu'il a, du reste, totalement abandonnée.

Un officier atteint d'ataxie locomotrice, à qui j'avais conseillé de renoncer complètement à la pipe, m'écrivait en 1864 : « Vous avez parfaitement raison, docteur; je sais très-bien que le tabac me fait mal, je sens cette influence chaque fois surtout que je me laisse aller à fumer un peu plus que d'habitude. Je ne peux plus faire un pas, tant mes mouvements deviennent incohérents, et cependant je n'ai pas la force de renoncer au tabac, je crois véritablement que je préfère ne pas guérir que de m'en priver ! »

En général, les personnes sujettes à la migraine ne supportent pas le tabac pendant la crise. Non-seulement ils ne peuvent pas fumer par dégoût, quand d'ailleurs ils en ont l'habitude, mais sous l'influence de l'odeur seule, c'est-à-dire des vapeurs narcotico-âcres, ils sentent bientôt les battements des tempes et les douleurs augmenter. Il est facile de constater tous les jours la réalité de cette observation.

Le fait le plus curieux à ma connaissance, fait qui démontre d'une manière évidente l'influence pernicieuse du tabac sur la moëlle, est celui d'un officier qui, après avoir beaucoup fumé, avait renoncé à cette habitude pendant le traitement d'accidents ataxiques parfaitement prononcés et qui ont rétrogradé sous l'influence d'une hygiène et d'un traitement scrupuleusement suivis. Chaque fois que, dans une réunion, cet officier se laissait aller à fumer un cigare, il était subitement pris d'un affaiblissement tel des membres inférieurs, que ses camarades étaient obligés de le transporter sur son lit, où il restait plusieurs jours.

J'ai été appelé, à Chambéry, chez un notaire à qui je dis d'emblée, après avoir reconnu chez lui la perte de la coordination des mouvements de locomotion : Vous fumez probablement, Monsieur ? Oui, docteur, me répondit-il, et beaucoup. Ne vous a-t-on cependant pas prescrit d'abandonner cette habitude ? Tous les médecins que j'ai consultés me l'ont conseillé dès l'origine de ma maladie, à l'exception d'un seul. La prescription qui flattait son goût lui avait malheureusement fait négliger celle des autres médecins. Mais il finit par convenir avec moi que le tabac lui était contraire.

Du reste, presque tous les malades atteints d'affections des centres nerveux avouent, quand on les interroge avec quelque persistance, qu'ils sentent parfaitement le fâcheux effet du tabac sur la locomotion et les mouvements en général.

En présence de ces faits, que je ne multiplierai pas davantage, est-il possible de douter de la nocuité du tabac ? Elle est pour moi une profonde conviction, basée sur une longue observation, préférable àla plus savante des théories. Aussi, chez tous mes malades atteints d'affections des centres nerveux, ma première prescription est-elle de défendre non-seulement l'abus, mais le simple usage du tabac. — Il ne faut certainement rien exagérer; des organisations, fort heureusement nombreuses, résistent sans souffrances apparentes à l'influence délétère du tabac, comme quelques personnes semblent affronter impunément les effluves des marais; mais un trop grand nombre aussi en éprouvent les effets les plus regrettables, et malheureusement on ne les reconnaît le plus souvent que quand les désordres sont irrémédiables.

Que tout le monde, en résumé, sache donc que les vapeurs du tabac sont nuisibles, et loin d'en conseiller l'usage, quelque modéré que ce soit, faisons comprendre aux populations que le tabac n'est jamais utile à la santé et qu'il devient parfois un véritable poison.

Un des collègues de **M. Tamisier**, M. le docteur **Baelen**, médecin-major de 1ʳᵉ classe au 74ᵐᵉ de ligne, ayant lu son article sur l'abus du tabac, lui a adressé la lettre suivante :

J'ai lu avec grand plaisir l'article intéressant sur le tabac que vous avez publié dans le *Bulletin de la Société d'agriculture, sciences et arts de Poligny,* que vous m'avez fait l'amitié de m'adresser. Permettez-moi de vous féliciter de la bonne idée que vous avez eue de faire connaître les graves accidents qui résultent de l'usage continuel du tabac. Il serait à désirer que tous les médecins prêchassent une croisade contre le tabac, mais hélas ! leurs voix se perdraient dans le désert :

N'attendez rien de bon d'un peuple imitateur (**La Fontaine**).

Trop de confrères ont traité des influences pernicieuses du tabac sur l'organisme, pour que je me sente la moindre velléité de reprendre *ex professo* une question que vous venez de traiter si judicieusement. C'est donc une simple causerie que je vous adresse.

Il y a 30 ans, j'étais à l'hôpital militaire de Lille, et nous avions pour médecin en chef un homme très-honorable et très-instruit, M. Tyrbas de Chamberet ; il professait une telle horreur pour le tabac, qu'il fondait parfois à l'improviste sur nous et nous brisait nos pipes et nos cigares, en nous disant : « Malheureux enfants ! puisque vous voulez vous titiller la langue, prenez une barbe de plume, une râpe, et grattez-la, mais je vous en supplie, n'usez point de ce végétal abrutissant. »

Il avait raison ; beaucoup de ceux auxquels il adressait son ana-thème contre le tabac, ont été emportés par les maladies des centres nerveux que vous signalez, et le vénérable vieillard est encore vivant, nonagénaire et jouissant de l'intégrité de toutes ses facultés physiques et intellectuelles.

Montaigne a dit avec raison :

« Serait-il donc vrai que le tabac n'est venu du nouveau Monde que pour tuer l'ancien. »

En effet, n'avions-nous pas chez nous des éléments assez nom-breux de destruction, sans que Christophe Colomb nous importât le tabac, la syphilis, l'or, etc., que sais-je encore ? Tous ces poisons de l'âme et du corps, qui agiront de telle sorte sur notre société que nous ne serons plus bientôt, comme le dit Byron : « que les magots du vaste tombeau terrestre. »

Comme le disait Emile de Girardin, je ne sais où : « Il serait bien temps de réagir énergiquement contre cette somnolence orientale que l'usage du tabac n'a pas peu contribué à répandre et à accroître et qu'il entretient. »

Balzac, le plus fécond et le plus observateur de nos romanciers, a écrit aussi contre le tabac, et permettez-moi de lui emprunter quelques lignes : « Entre le pain et du tabac à fumer, le pauvre n'hésite point ; le jeune homme sans le sou, qui use ses bottes sur l'asphalte des boulevards et dont la maîtresse travaille nuit et jour, imite le pauvre ; le bandit que vous trouvez dans les rochers inaccessibles ou sur une plage que son œil peut surveiller, vous offre de tuer votre ennemi pour une livre de tabac, » et plus loin,

« Quel pouvoir a donc ce plaisir que le Roi des Rois aurait payé de la moitié de son empire ! »

L'Empereur Ier disait qu'un pareil plaisir n'était bon qu'à empoisonner les gens ou désennuyer les fainéants. L'homme de génie, a dit Gœthe, ne peut cultiver à la fois la science et la pipe.

Si je ne craignais de tomber dans l'absurde, j'irais même plus loin, et je dirais que les horreurs de 93 sont peut-être dues aux vertiges que produisait alors le tabac. Il est à remarquer que c'est dans la Bretagne et dans l'Artois, où les tabacs contiennent le plus de nicotine, que la terreur a fait le plus de victimes.

Qui ne se souvient des Carrier et des Joseph Lebon, de triste mémoire !

L'époque de l'excitation est passée, l'hébétude seule reste, et peut-être avons-nous tort d'aller chercher dans les unions consanguines *qui produisirent des Cléopâtre* (1), les conséquences de notre impuissance et de notre dégénérescence.

Le travail le plus complet qui ait paru sur le tabac est celui de M. Jolly *(Etudes médicales sur le tabac. —* Académie de Médecine du 24 février 1865). *(Bulletin de thérapeutique,* tome 68, année 1865).

Depuis cette époque, de nombreux travaux ont fait leur apparition, condamnant sans cesse cette solanée.

L'ophthalmoscope a fait découvrir chez les fumeurs l'atrophie de la papille du nerf optique, et par suite les amauroses et l'ambliopie que vous signalez, et que j'ai été aussi à même d'observer chez un de nos confrères militaires.

Il y a quelques mois à peine, M. Decroix, vétérinaire en 1er de la Garde de Paris, publiait une série d'articles contre le tabac, dans le journal de l'Association contre l'abus du tabac.

Hier, très-honoré confrère, c'était vous qui passiez en revue ces terribles accidents nerveux qui nous sont si familiers. Eh bien! permettez-moi de dire avec découragement : Il n'est pas en notre

____

(1) La plus belle femme de l'Égypte.

pouvoir de reculer un penchant que donne la nature (PINDARE).

Si Loyola eût connu les effets du tabac, il n'eût pas propagé l'usage du chapelet (1); si cette solanée eût été connue autrefois de l'armée, la théorie n'eût point été créée. En effet :

Que faire en un bivouac, à moins que l'on ne fume.

Nous passerons, mais le tabac restera pour hâter la destruction des grandes civilisations. Il est le plaisir de tous les âges : du vieillard, de l'homme mûr, du jeune homme, de l'enfant, qui l'a introduit dans sa pension, et que parfois on tolère d'après l'avis des parents ou d'un médecin *tabaphile*.

Comment se fait-il que l'on ait pris goût à une jouissance dégoûtante, que Jean Bart mit à la mode et fit sortir avec le *brûle-gueule* des antres infects des villes maritimes? Comment se fait-il que le vrai fumeur, entre un cigare et une femme adorée, n'hésite pas? O Mesdames ! vous êtes bien coupables, si pour nous enchaîner et nous rendre esclaves, vous avez laissé propager un plaisir que vos mères reléguaient dans les basses-cours, et toléraient à peine chez les palefreniers. Prenez garde ! car, habituées à cette odeur, vous vous ferez facilement à celle des hordes sauvages qui viendront un jour, par la transfusion du sang, nous transformer et nous régénérer, si toutefois nous ne devons pas dire avec Ducis :

Tout gémit sur la terre et tout marche au tombeau.

Sur ce, je vous prie de me pardonner mes élucubrations sur le tabac et de les juger comme une fumée.

(1) Le chapelet fut inventé par Pierre Lhermite.

POLIGNY. IMP. DE MARESCHAL.